Knie Arthrose

Alles was du wissen musst

Dr. Sheila Harrison

Haftungsausschluss

Dieser Inhalt dient der allgemeinen Information über die Erkrankung und soll Sie in die Lage versetzen, bei Bedarf umgehend ärztliche Hilfe in Anspruch zu nehmen, um Komplikationen vorzubeugen. Es muss unbedingt betont werden, dass diese Informationen keinen Ersatz für die Konsultation eines qualifizierten Arztes darstellen. Der Bereich der medizinischen Wissenschaft entwickelt sich ständig weiter und aufgrund der Dynamik des medizinischen Wissens empfehlen wir, den Rat eines Experten einzuholen, wenn Sie auf Unstimmigkeiten stoßen oder beabsichtigen, auf der Grundlage der in diesem Inhalt enthaltenen Informationen Maßnahmen zu ergreifen. Missachten Sie niemals die professionelle medizinische Beratung und verzögern Sie die Behandlung niemals auf der Grundlage von Informationen, die Sie online, einschließlich dieses Materials, oder aus einer anderen Online-Quelle gelesen haben. Denken Sie immer daran, dass das Internet Sie nicht heilen kann. Heilung kommt vielmehr durch die Führung medizinischer Fachkräfte und die Vorsehung Gottes zustande.

Inhaltsverzeichnis

Einführung

Arthrose, allgemein als OA bezeichnet, ist die häufigste Form der Arthritis, von der eine große Anzahl von Menschen auf der ganzen Welt betroffen ist. Dieser Zustand ist durch die fortschreitende Degeneration des Gelenkknorpels und des darunter liegenden Knochens gekennzeichnet. Während Arthrose sich in verschiedenen Gelenken des Körpers manifestieren kann, betrifft sie häufig die Kniegelenke, was zu einem erhöhten Risiko für Frakturen im Femur, Schienbein oder Patella führt.

Normales Knie

Arthrose

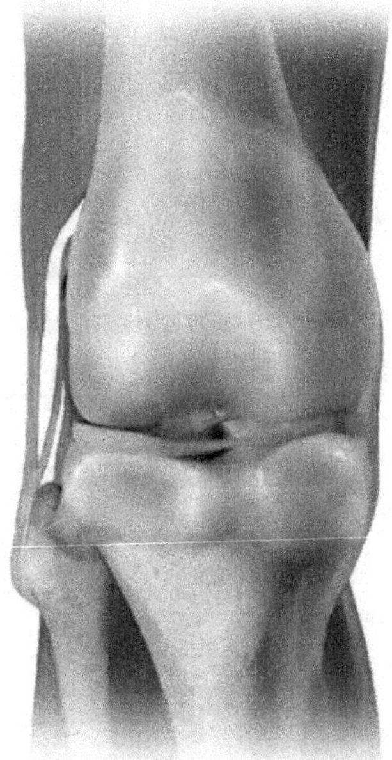

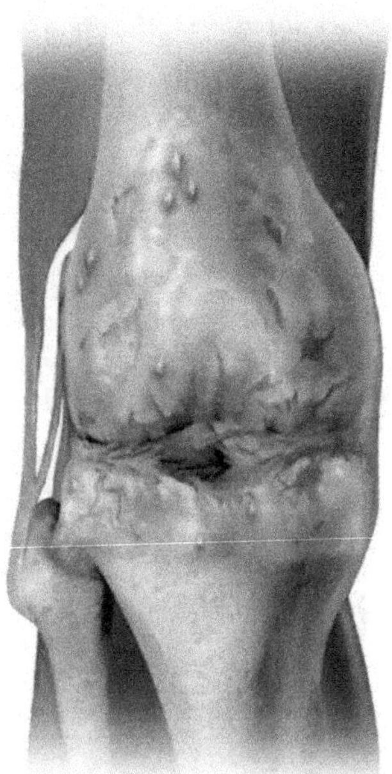

Abschnitt 1

ÜBERSICHT (Knie-Arthrose)

Ein auffälliger Aspekt der Knie-Arthrose ist, dass es keine Diskriminierung aufgrund des Alters gibt. Diese Erkrankung kann Menschen jeden Alters betreffen und stellt daher ein lebenslanges Problem dar. Allerdings steigt das Risiko, eine Kniearthrose zu entwickeln, ab dem 45. Lebensjahr deutlich an. Mit zunehmendem Alter nehmen die Abnutzungserscheinungen am Körper zu und wirken sich negativ auf die Gesundheit der Kniegelenke aus.

Knie-Arthrose ist eine vielschichtige Erkrankung, bei der eine Reihe von Faktoren zu ihrer Entstehung beitragen. Eine mögliche Ursache ist eine Infektion; es kommt jedoch seltener vor als andere Einflüsse. Wenn sich eine Infektion im Kniegelenk ausbreitet, kann dies zu Entzündungen, Knorpelschäden und Veränderungen des Gelenks Gewebes führen, die zu Arthrose führen können.

Ein weiterer wichtiger Faktor für die Entstehung und das Fortschreiten einer Knie-Arthrose ist Fettleibigkeit. Übermäßiges Körpergewicht belastet die Kniegelenke erheblich und beschleunigt den Verschleißprozess. Der Knorpel, der die

Knochenenden abgefedert, wird anfälliger für Schäden, da er Schwierigkeiten hat, die zusätzliche Belastung zu tragen. Folglich erhöht Fettleibigkeit das Risiko einer Knie-Arthrose erheblich.

Es ist bekannt, dass hormonelle Veränderungen und genetische Veranlagungen bei der Entstehung einer Gonarthrose eine Rolle spielen. Diese Faktoren können bestimmte Personen anfälliger für die Erkrankung machen. Während laufend Forschungen durchgeführt werden, um den Einfluss von Hormonen und genetischen Faktoren auf Arthrose besser zu verstehen, ist es offensichtlich, dass sie zur Komplexität dieser multifaktoriellen Erkrankung beitragen.

Bemerkenswert ist, dass es bei der Kniearthrose zu einer geschlechtsspezifischen Diskrepanz kommt. Frauen sind im Vergleich zu Männern anfälliger für die Entwicklung einer Arthrose im Kniegelenk. Diese Diskrepanz wird durch eine Kombination von Faktoren beeinflusst, darunter hormonelle Schwankungen, Unterschiede in der Gelenk Ausrichtung und genetische Veranlagungen.

Das globale Ausmaß der Knie-Arthrose

Eine im renommierten Lancet-Journal im Jahr 2020 veröffentlichte Studie lieferte eine krasse Offenbarung hinsichtlich der Prävalenz von Knie-Arthrose. Die Studie schätzte, dass weltweit unglaubliche 654,1 Millionen Menschen im Alter von 40 oder älter mit Knie-Arthrose leben. Diese Zahlen unterstreichen die enormen Auswirkungen dieser Erkrankung auf das Leben der Menschen und die erhebliche gesundheitliche Belastung, die sie für die Gesellschaft mit sich bringt.

Knie-Arthrose in den Vereinigten Staaten

Knie-Arthrose ist in den Vereinigten Staaten ein großes Gesundheitsproblem, insbesondere bei älteren Erwachsenen und Personen mit bestimmten Risikofaktoren. Die Prävalenz der Knie-Arthrose bei Menschen über 40 Jahren schwankt zwischen 16 und 23 %, wobei in älteren Altersgruppen höhere Raten beobachtet werden. Die wirtschaftliche Belastung durch Knie-Arthrose ist erheblich und umfasst Gesundheitskosten im Zusammenhang mit Diagnose, Behandlung und Management.

Menschen, die an Knie-Arthrose leiden, stehen vor zahlreichen Herausforderungen. Frakturen, chronische Schmerzen und damit verbundene Komplikationen beeinträchtigen ihre Lebensqualität, Mobilität und Unabhängigkeit. Dies betrifft nicht nur den Einzelnen, sondern hat auch erhebliche gesellschaftliche Auswirkungen.

Die Notwendigkeit einer Langzeitpflege

Eine häufige Folge einer Knie-Arthrose ist die Notwendigkeit einer langfristigen häuslichen Pflege aufgrund der chronischen Beschwerden, die sie verursacht. Diese zusätzliche Belastung für Gesundheitssysteme, Familien und Einzelpersonen gibt Anlass zu großer Sorge.

Zusammenfassend lässt sich sagen, dass Knie-Arthrose eine komplizierte Erkrankung mit einer Vielzahl von Risikofaktoren ist, die zu ihrer hohen Inzidenz und der erheblichen finanziellen Belastung für den Einzelnen und die Gesellschaft beitragen. Das Wohlergehen von Menschen mit Knie-Arthrose und Gesundheitssystemen, die sie versorgen, hängt von den Bemühungen ab, die Erkrankung besser zu verstehen, zu verhindern und zu behandeln.

Sektion 2

Symptome einer Kniearthrose

Zu den häufigsten Symptomen einer Knie-Arthrose gehören:

- **Schmerz:** Das typischste Anzeichen einer Arthrose im Kniegelenk sind anhaltende Schmerzen. Der Schmerz kann subtil oder akut sein und sich beim Gehen, Treppensteigen oder längerem Stillstand verschlimmern. Darüber hinaus können sich die Schmerzen in Phasen der Inaktivität verschlimmern.

- **Steifheit:** Ein häufiges Anzeichen einer Knie-Arthrose ist die Steifheit des Kniegelenks, insbesondere nach längeren Ruhe- oder Aktivitätsphasen. Das Bewegen oder Beugen des Knies kann schwierig sein, wenn es sich steif und unnatürlich anfühlt.

- **Schwellung:** Ein Anzeichen einer Arthrose im Knie ist eine Schwellung oder Entzündung des Gelenks. Das Gelenk kann sich bei

Berührung erhitzt anfühlen, eine deutliche Schwellung aufweisen und sich angespannt anfühlen.

- **Eingeschränkte Mobilität:** Ein weiteres Symptom einer Kniearthrose ist die Einschränkung der Beweglichkeit des Kniegelenks. Es kann schwierig werden, das Knie vollständig zu strecken oder zu beugen, was die Flexibilität und Beweglichkeit einschränkt.

- **Creme:** Crepitus ist eines der häufigsten Anzeichen einer Arthrose im Knie. Wenn eine Person ihr Kniegelenk bewegt, kann sie ein Knistern oder Knirschen spüren oder hören. Dieses Geräusch entsteht dadurch, dass sich der Knorpel im Gelenk abnutzt oder abrasiv wird.

- **Schwäche:** Muskelschwäche im Kniegelenk ist bei manchen Menschen ein mögliches Symptom einer Arthrose. Diese Schwäche kann ein Faktor für Instabilität sowie Gleichgewichts- und Probleme sein.

- **Funktionelle Einschränkungen:** Wenn sich die Arthrose im Knie verschlimmert, fällt es den Menschen möglicherweise schwerer, normale Aufgaben wie Gehen, Treppensteigen und Aufstehen aus dem Sitzen auszuführen. Die allgemeine Lebensqualität kann durch diese Funktionseinschränkungen erheblich beeinträchtigt werden.

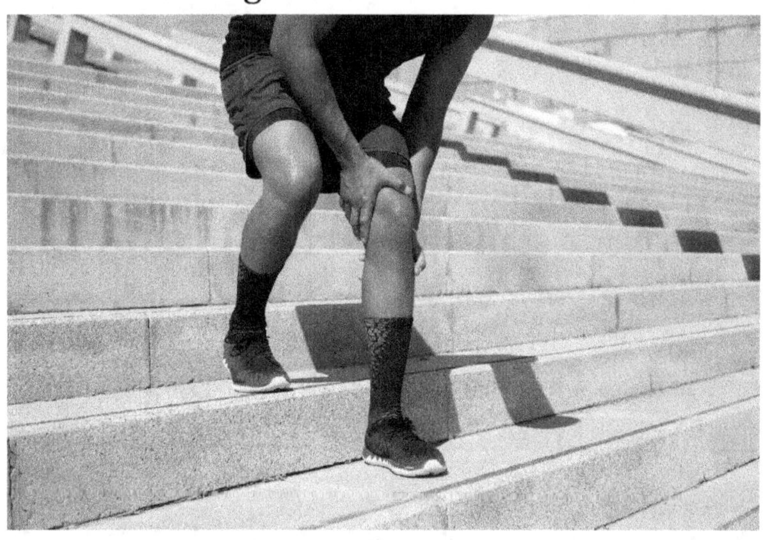

Sektion 3

Ursachen einer Kniearthrose

Die Ursachen einer Kniearthrose können multifaktoriell sein und umfassen u. a Kombination genetischer, biomechanischer und Lebensstilfaktoren. Hier sind einige häufige Ursachen:

- **Chronische Verletzungen und Gelenk Stress:** Menschen, die viel Zeit auf den Beinen verbringen und im Stehen, in der Hocke oder beim Krabbeln häufig schweres Heben verrichten, können „Mit Traumata" in den Kniegelenken haben. Dies kann zu Kniearthrose führen.

- **Mangel an körperlicher Aktivität:** Eine Überlastung des Kniegelenks kann zwar zu Arthritis führen, aber auch ein Mangel daran kann zu Arthritis führen. Um die Gesundheit und Reparatur des Knorpels zu fördern, muss der Kniegelenkknorpel Belastungen ausgesetzt werden. Auch ein längerer Mangel an körperlicher Aktivität kann zu Knie-Arthrose führen.

- **Probleme mit dem Muskeltonus:** Wenn die Oberschenkelmuskulatur, der Quadrizeps und die Wadenmuskulatur schwach sind, sind der Knieknorpel und der darunterliegende Knochen einer größeren Belastung ausgesetzt. Dadurch kann sich eine Kniearthrose entwickeln.

- **Biochemische Veränderungen:** Die Forschung hat bestimmte biochemische Anomalien in Kniegelenken identifiziert, die Arthrose verursachen.

- **Gelenkfehlstellung:** Eine abnormale Ausrichtung des Kniegelenks, wie z. B. O- oder X-Beine, kann zu einer ungleichmäßigen Belastung der Gelenkoberflächen führen, was zu erhöhtem Verschleiß führt.

Sektion 4

Risikofaktoren im Zusammenhang mit Knie-Arthrose

- **Alter:** Mit zunehmendem Alter unterliegt der Knorpel einem stärkeren Verschleiß und seine Fähigkeit zur Reparatur nimmt ab.

- **Gewicht:** Aufgrund einer Gewichtszunahme kann es zu einer Überlastung eines Gelenks, insbesondere der Knie, kommen. Jedes zugenommene Pfund kann die Knie um 3 bis 4 Pfund zusätzlich belasten.

- **Vererbung:** Dazu gehören genetische Veränderungen, die das Risiko einer Person, an Arthrose zu erkranken, erhöhen können.

- **Geschlecht:** Von einer Kniearthrose sind mehr Frauen als Männer betroffen.

Verletzungen durch wiederholten Stress (RSIs)

Diese Verletzungen treten auf, wenn es zu einer wiederholten Belastung eines Gelenks kommt. Dies hängt in der Regel vom Beruf einer Person ab. Menschen, die in Berufen arbeiten, die viel körperliche Aktivität erfordern und die Gelenke belasten, sind anfälliger für Arthrose.

- **Athleten:** Bei Sportlern, die Fußball, Tennis oder Langstreckenlauf betreiben, ist die Wahrscheinlichkeit einer Kniearthrose höher.

- **Andere Krankheiten:** Arthrose tritt häufiger bei Menschen mit rheumatoider Arthritis auf. Diese Art von Arthrose tritt bei Patienten mit einer anderen Gelenkerkrankung auf, die als sekundäre Arthritis bezeichnet wird.

- **Stoffwechselprobleme:** Arthrose tritt häufiger bei Menschen mit Stoffwechselproblemen wie Eisenüberladung oder einem Überschuss an Wachstumshormonen auf.

Abschnitt 5

Diagnoseablauf einer Kniearthrose?

Knie-Arthrose ist typisch durch klinische Bewertung diagnostiziert, Beurteilung der Krankengeschichte und diagnostische Bildgebung. Im Folgenden sind die gängigen Methoden zur Diagnose einer Knie-Arthrose aufgeführt:

Krankengeschichte

Der Arzt wird Ihre Symptome, deren Dauer und alle früheren Verletzungen oder Erkrankungen besprechen, die möglicherweise zu Ihren Knieschmerzen beitragen.

Körperliche Untersuchung

Eine körperliche Untersuchung durch Ihren Arzt ist der erste Schritt zur Diagnose einer Kniearthrose. Der Arzt führt eine körperliche Untersuchung Ihres Kniegelenks durch und beurteilt dessen Beweglichkeit, Stabilität und Anzeichen einer Entzündung. Möglicherweise achten sie auch auf Gelenkschwellungen, Druckempfindlichkeit und das Vorhandensein von Krepitation (ein knisterndes Geräusch) während der Bewegung.

Bildgebende Studien

Verschiedene bildgebende Verfahren können zur Beurteilung des Kniegelenks und zur Bestätigung der Diagnose einer Arthrose eingesetzt werden. Dazu können gehören:

- **Röntgen:** Knie-Arthrose-Röntgenaufnahmen liefern detaillierte Strukturen der Knochen und können Gelenkspaltverengungen, Knochensporne und andere charakteristische Veränderungen im Zusammenhang mit Arthrose aufdecken. Röntgenaufnahmen zeigen Knochen- und Knorpelschäden sowie das Vorhandensein von Knochen Sporen. Dies kann bei der Diagnose einer Knie-Arthrose hilfreich sein. Wenn Röntgenaufnahmen keine eindeutige Ursache für Gelenkbeschwerden erkennen lassen oder wenn die Röntgenaufnahmen darauf hinweisen, dass möglicherweise andere Arten von Gelenkgewebe verletzt sind, können MRT-Untersuchungen angeordnet werden.

- **Magnetresonanztomographie (MRT):** Bei MRT-Scans werden leistungsstarke Magnete und Radiowellen verwendet, um detaillierte Bilder des Kniegelenks einschließlich des Knorpels, der Bänder und des umgebenden Weichgewebes zu erstellen. Dies kann helfen, das Ausmaß des Knorpelschadens einzuschätzen und andere mögliche Ursachen für Knieschmerzen zu identifizieren.

- **Ultraschall:** Die Ultraschallbildgebung kann zur Visualisierung von Weichteilen wie der Synovia und den Bändern eingesetzt werden und dabei helfen, Entzündungen oder Flüssigkeitsansammlungen im Gelenk zu erkennen.

- **Labortests:** Es gibt zwar keine spezifischen Blutuntersuchungen zur Diagnose einer Knie-Arthrose, es können jedoch Blutuntersuchungen angeordnet werden, um andere Erkrankungen auszuschließen, die eine Arthrose imitieren können, wie beispielsweise rheumatoide Arthritis.

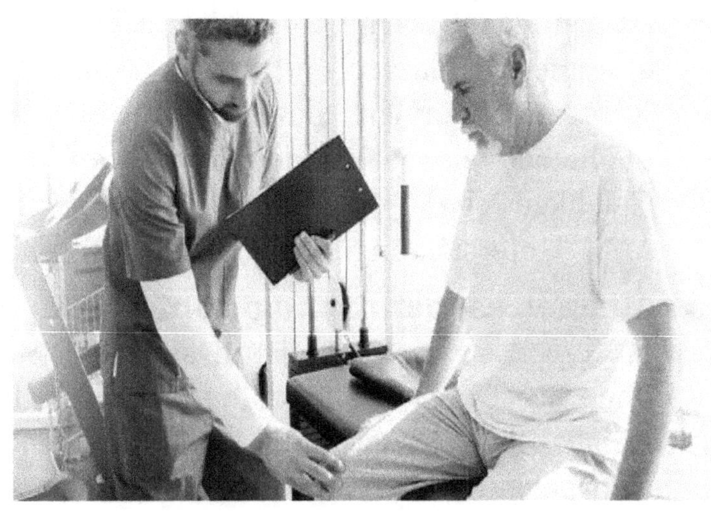

Abschnitt 6

Komplikationen im Zusammenhang mit Knie-Arthrose

Knie-Arthrose ist eine Erkrankung, die eine Reihe von Komplikationen mit sich bringt und das Leben der Betroffenen erheblich beeinträchtigt. Hier werden wir uns mit einigen der wichtigsten Komplikationen im Zusammenhang mit Knie-Arthrose befassen.

- **Steifheit und Schmerzen:** Eine der Hauptkomplikationen der Knie-Arthrose ist die anhaltende Steifheit und die Schmerzen, die sie den Betroffenen zufügt. Mit fortschreitender Erkrankung werden die Gelenke im Knie weniger flexibel und steifer, was zu Steifheit führt. Besonders ausgeprägt kann diese Steifheit morgens oder nach längerer Inaktivität sein. Schmerzen sind ein weiteres Kennzeichen einer Kniearthrose. Der Schmerz ist häufig auf das betroffene Kniegelenk beschränkt und kann von leichten Beschwerden bis hin zu starken Schmerzen reichen. Es kann konstant sein oder bei bestimmten Aktivitäten wie Gehen oder Stehen auftreten. Diese chronischen Schmerzen und Steifheit haben tiefgreifende Auswirkungen auf das tägliche Leben eines Menschen und beeinträchtigen seine Fähigkeit, Routineaufgaben auszuführen und regelmäßige Aktivitäten zu genießen.

- **Körperliche und mobile Herausforderungen:** Knie-Arthrose hat eine kaskadierende Wirkung auf die körperlichen Fähigkeiten und die Mobilität einer Person. Wenn sich der Zustand verschlimmert, kommt es zu körperlichen Einschränkungen, die alltägliche Bewegungen und Aufgaben immer anspruchsvoller machen. Menschen mit Knie-Arthrose fällt es häufig schwer, Tätigkeiten auszuüben, die früher zur Routine gehörten, wie etwa Gehen, Treppensteigen oder sogar längeres Stehen. Die mit einer Knie-Arthrose einhergehenden Schmerzen und Steifheit behindern die freie Beweglichkeit des Gelenks und machen das Beugen und Beugen des Kniegelenks mühsam.

- **Auswirkungen auf tägliche Aktivitäten:** Die Komplikationen einer Knie-Arthrose gehen über den körperlichen Bereich hinaus und beeinträchtigen die Fähigkeit, alltägliche Aktivitäten auszuführen. Etwas so Grundlegendes wie Gehen kann zu einer schmerzhaften und mühsamen Aufgabe werden. Die Schmerzen und Beschwerden, die bei Belastung Aktivitäten auftreten, können zu erheblichen Einschränkungen führen und die Unabhängigkeit des Einzelnen beeinträchtigen. Aufgaben wie der Gang zum Lebensmittelgeschäft, ein Spaziergang im Park oder der Besuch bei Freunden und Familie werden immer anspruchsvoller.

- **Beeinträchtigte Lebensqualität:** Eine Kniearthrose beeinträchtigt nicht nur das körperliche Wohlbefinden, sondern beeinträchtigt auch die Lebensqualität erheblich. Die Beschwerden, Schmerzen und die eingeschränkte Mobilität führen oft zu Frustration und einem verminderten Wohlbefinden. Die Einschränkungen, die eine Kniearthrose mit sich bringen, können auch emotionale und psychische Folgen haben und Gefühle von Traurigkeit, Angst oder sogar Depression hervorrufen.

- **Reduzierte Teilnahme an Aktivitäten:** Wenn die Arthrose des Knies fortschreitet und die Komplikationen zunehmen, kann es sein, dass Betroffene beginnen, sich von verschiedenen Aktivitäten zurückzuziehen, die ihnen früher Spaß gemacht haben. Aus Angst vor

Schmerzen oder weiteren Gelenkschäden vermeiden sie möglicherweise körperliche und soziale Aktivitäten, die Bewegung beinhalten. Folglich kann ihr soziales Leben beeinträchtigt werden, da sie weniger an Gruppenaktivitäten oder Zusammenkünften teilnehmen.

- **Herausforderungen bei der Selbstfürsorge:** Auch die täglichen Aktivitäten zur Selbstfürsorge wie Baden, Anziehen und Fellpflege können für Menschen mit Knie-Arthrose zu einer Herausforderung werden. Einfache Aufgaben wie das Bücken zum Schnürsenkel Binden oder das Ein- und Aussteigen aus der Dusche können anstrengend werden. Diese Herausforderungen bei der Selbstfürsorge können das Gefühl der Unabhängigkeit einer Person untergraben.

Insgesamt erleben Menschen mit Knie-Arthrose vielfältige Lebensschwierigkeiten. Die Lebensqualität einer Person kann negativ beeinflusst werden, ihre täglichen Routinen können gestört werden und sie kann aufgrund von Schmerzen, Steifheit und Einschränkungen ihrer körperlichen Beweglichkeit und Aktivität unter emotionalen und sozialen Schwierigkeiten leiden. Das Verständnis dieser Probleme ist von entscheidender Bedeutung, um effiziente Strategien zur Behandlung von Knie-Arthrose zu entwickeln und das Wohlbefinden der Menschen mit dieser Erkrankung zu verbessern.

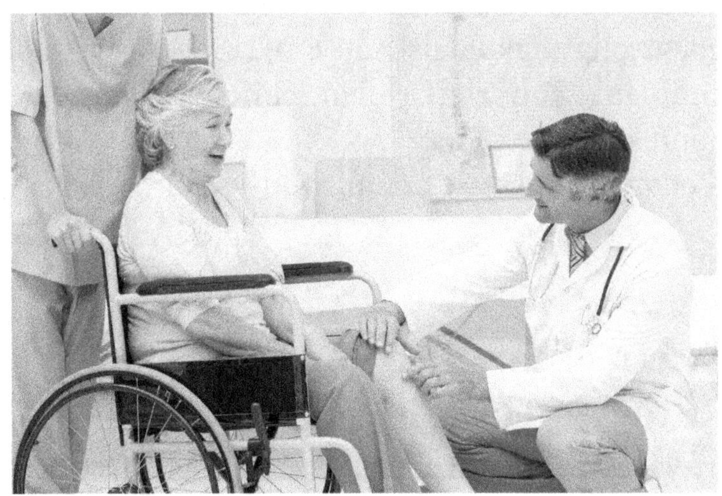

Abschnitt 7
Behandlung von Kniearthrose

Die Behandlung von Knie-Arthrose zielt darauf ab, Schmerzen zu lindern, die Gelenkfunktion zu verbessern und die allgemeine Lebensqualität des Einzelnen zu verbessern. Der Behandlungsansatz kann eine Kombination aus nicht-pharmakologischen Eingriffen, Medikamenten und in schweren Fällen chirurgischen Optionen umfassen. Hier sind einige gängige Behandlungsstrategien für Knie-Arthrose:

Nicht-pharmakologische Interventionen:

- **Gewichtsmanagement:** Durch die Aufrechterhaltung eines gesunden Gewichts oder den Abbau von Übergewicht kann die Belastung des Kniegelenks verringert werden.

- **Bewegung und Physiotherapie:** Kräftigungsübungen, Aerobic-Aktivitäten mit geringer Belastung und Beweglichkeitsübungen können dazu beitragen, die Stabilität und Beweglichkeit der Gelenke zu verbessern und Schmerzen zu lindern.

- **Hilfsgeräte:** Die Verwendung von Hilfsmitteln wie Orthesen, Orthesen oder Gehhilfen kann das Kniegelenk stützen und entlasten.

- **Wärme- und Kältetherapie:** Das Anlegen von Wärme- oder Kältepackungen am Knie kann helfen, Schmerzen und Entzündungen zu lindern.

Pharmakologische Interventionen:

- **Analgetika:** Rezeptfreie Schmerzmittel wie Paracetamol oder nichtsteroidale entzündungshemmende Medikamente (NSAIDs) können helfen, Schmerzen zu lindern und Entzündungen zu reduzieren.

- **Topische Medikamente:** Cremes, Gele oder Pflaster, die NSAIDs oder Capsaicin enthalten, können zur lokalen Schmerzlinderung direkt auf das Kniegelenk aufgetragen werden.

- **Intraartikuläre Injektionen:** Kortikosteroide oder Hyaluronsäure-Injektionen können vorübergehende Schmerzen lindern und Entzündungen im Kniegelenk reduzieren.

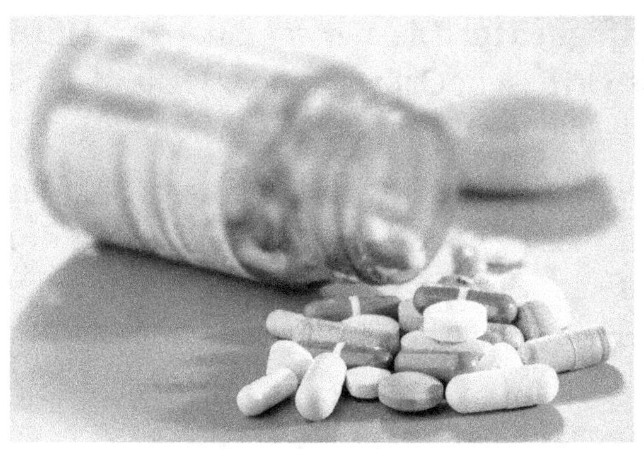

Chirurgische Eingriffe:

- **Arthroskopie:** Minimalinvasive Operation zur Reparatur oder Entfernung beschädigten Gewebes im Kniegelenk.

- **Osteotomie:** Ein chirurgischer Eingriff, bei dem die Knochen umgeformt oder neu ausgerichtet werden, um den Druck auf den beschädigten Bereich zu verringern.

- **Totaler Zahnersatz:** In schweren Fällen kann das beschädigte Kniegelenk ersetzt werden mit einem künstlichen Gelenk aus Metall- und Kunststoffkomponenten. Sie müssen den Arzt konsultieren, wie er Ihnen empfehlen wird Wann sollte eine Kniegelenkersatzoperation durchgeführt werden?.

Komplementäre und alternative Therapien:

- **Akupunktur:** Das Einführen dünner Nadeln in bestimmte Punkte des Körpers hilft, Schmerzen zu lindern und die Symptome zu verbessern.

- **Kräuterzusätze:** Es wird angenommen, dass einige pflanzliche Nahrungsergänzungsmittel wie Glucosamin und Chondroitinsulfat eine Linderung der Symptome bewirken, obwohl die wissenschaftlichen Beweise gemischt sind.

Die Wahl der Behandlung hängt von verschiedenen Faktoren ab, darunter der Schwere der Symptome, individuellen Vorlieben und den Empfehlungen des Gesundheitsdienstleisters.

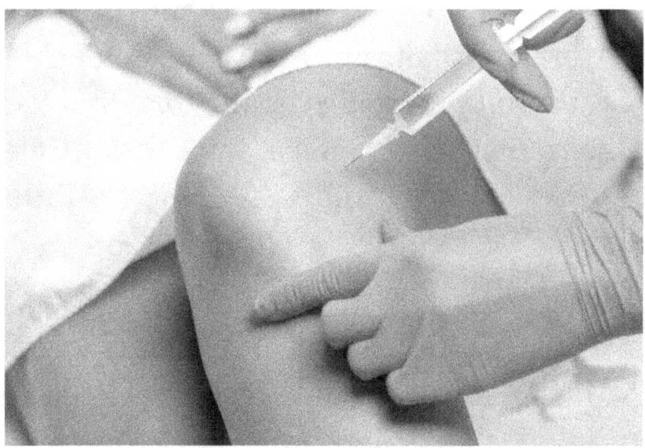

Sektion 8

Vorbeugung von Kniearthrose

Obwohl es möglicherweise nicht möglich ist, Knie-Arthrose vollständig zu verhindern, können bestimmte Änderungen und Strategien des Lebensstils dazu beitragen, das Risiko zu verringern oder den Ausbruch der Erkrankung zu verzögern.

Die folgenden Maßnahmen tragen zur allgemeinen Gesundheit der Knie bei und können die Entwicklung und das Fortschreiten einer Knie-Arthrose verhindern:

- **Ein gesundes Gewicht beibehalten:** Übergewicht belastet die Kniegelenke zusätzlich und erhöht das Arthroserisiko. Die Aufrechterhaltung eines gesunden Gewichts oder ggf. eine Gewichtsabnahme kann dazu beitragen, die Belastung der Gelenke zu verringern und einer Kniearthrose vorzubeugen.

- **Regelmäßig Sport treiben:** Sport stärkt die Muskulatur rund um das Kniegelenk, verbessert die Gelenkstabilität und unterstützt die allgemeine Gelenkgesundheit. Regelmäßige körperliche Betätigung kann einer Kniearthrose vorbeugen. Machen Sie regelmäßig Sport, der eine Kombination aus Herz-Kreislauf-Aktivitäten, Krafttraining und Beweglichkeitsübungen umfasst.

- **Schützen Sie Ihre Gelenke:** Verwenden Sie bei sportlichen oder körperlichen Aktivitäten geeignete Schutzausrüstung, wie z. B. Knieschützer, um das Risiko von Verletzungen, die zu Arthrose führen können, zu minimieren.

- **Üben Sie eine gute Körperhaltung und Körpermechanik:** Achten Sie bei Aktivitäten wie Sitzen, Stehen, Heben und Beugen auf die richtige Haltung und Körpermechanik, um eine übermäßige Belastung der Kniegelenke zu minimieren.

- **Vermeiden Sie wiederholte Kniebelastungen:** Beschränken Sie Aktivitäten, die eine wiederholte Belastung der Knie mit sich bringen, wie Knien, Hocken oder längeres Stehen, insbesondere auf harten Oberflächen. Dies kann zur Vorbeugung von Knie-Arthrose beitragen.

- **Gelenkunterstützendes Schuhwerk verwenden:** Tragen Sie bequeme und stützende Schuhe, die Dämpfung und Stoßdämpfung bieten, um die Belastung der Kniegelenke zu verringern.

- **Aufwärmen und Abkühlen:** Bevor Sie sich körperlich betätigen, wärmen Sie Ihre Muskeln und Gelenke mit sanften Übungen und Dehnübungen auf. Kühlen Sie sich anschließend ab und dehnen Sie sich, um die Flexibilität zu erhalten und Muskelverspannungen vorzubeugen.

- **Behalten Sie einen gesunden Lebensstil bei:** Führen Sie einen gesunden Lebensstil ein, der eine ausgewogene, nährstoffreiche Ernährung, ausreichend Flüssigkeitszufuhr und die Vermeidung des Rauchens umfasst, da Rauchen mit einem erhöhten Risiko für Arthrose in Verbindung gebracht wird.

Abschnitt 9

FAQ zur Knie-Arthrose

Hängen Diabetes und Kniearthrose zusammen?

Diabetes und Knie-Arthrose teilen Risikofaktoren wie Fettleibigkeit und Entzündungen. Aufgrund der eingeschränkten körperlichen Aktivität aufgrund von Arthrose und möglichen Wechselwirkungen mit Medikamenten können sie sich indirekt gegenseitig beeinflussen. Die Behandlung beider Erkrankungen erfordert eine engmaschige ärztliche Überwachung und Anpassungen des Lebensstils.

Kann Knie-Arthrose Auswirkungen auf Nierenerkrankungen haben?

Kniearthrose und Nierenerkrankungen betreffen vor allem verschiedene Körperteile. Aufgrund gemeinsamer Risikofaktoren, Medikamente, Entzündungen und verminderter körperlicher Aktivität können sie sich jedoch indirekt gegenseitig beeinflussen.

Kann Knie-Arthrose Herzprobleme verursachen?

Nein,Knie-Arthrose verursacht nicht direkt Herzprobleme. Es handelt sich um eine degenerative

Gelenkerkrankung, die den Knorpel und die Knochen betrifft, nicht das Herz. Allerdings gibt es einige mit Arthrose verbundene Risikofaktoren, wie Fettleibigkeit und Inaktivität können im Laufe der Zeit zur Entwicklung von Herzproblemen beitragen.

Kann Knie-Arthrose Leberprobleme verursachen?

Knie-Arthrose ist in erster Linie eine Gelenkerkrankung und verursacht nicht direkt Leberprobleme. Bestimmte Medikamente zur Behandlung von Kniearthrose, wie Paracetamol (Paracetamol) und nichtsteroidale entzündungshemmende Medikamente (NSAIDs), können jedoch bei übermäßiger oder unsachgemäßer Anwendung möglicherweise Auswirkungen auf die Leber haben. Eine längere oder hochdosierte Einnahme dieser Medikamente kann zu Leberschäden führen.

Verursacht ein hoher Cholesterinspiegel Knie-Arthrose?

Es gibt keine direkten Beweise dafür, dass hoher Cholesterinspiegel Ursachen Knie-Arthrose. Arthrose entsteht vor allem durch den Verschleiß der Gelenke im Laufe der Zeit, genetische Faktoren und andere Risikofaktoren wie Alter,Fettleibigkeit und Gelenkverletzungen. Ein hoher Cholesterinspiegel und damit verbundene Erkrankungen wie Fettleibigkeit können jedoch zu anderen Gesundheitsproblemen führen, die sich indirekt auf die Gesundheit der Gelenke auswirken und Arthrose verschlimmern können.

Warum ist Kniearthrose ein Zeichen für schwache Knochen?

Knie-Arthrose ist kein direktes Zeichen für schwache Knochen. Es handelt sich um eine degenerative Gelenkerkrankung, die in erster Linie den Knorpel in den Gelenken und nicht die Knochen selbst betrifft. Allerdings kann die zugrunde liegende Knochengesundheit eine Rolle bei der Entstehung und dem Fortschreiten einer Arthrose spielen. Faktoren wie verminderte Knochendichte und Osteoporose können die Unterstützung der Gelenke schwächen, was möglicherweise das Risiko einer Gelenkschädigung erhöht und die Arthrose-Symptome verschlimmert. Obwohl Arthrose per se kein Zeichen für schwache Knochen ist, kann die allgemeine Gesundheit der Knochen die Schwere und das Fortschreiten der Erkrankung beeinflussen.

www.ingramcontent.com/pod-product-compliance
Lightning Source LLC
Chambersburg PA
CBHW060908260726
48661CB00008B/3527